Renaissance Midwifery
196 East Main St.
Welland, ON L3B 3W8
h: (905) 714-7258, fax: (905) 714-7244
www.renaissancemidwifery.ca

Bonjour la vie

Catalogage avant publication de Bibliothèque et Archives nationales du Québec et Bibliothèque et Archives Canada

Jomphe Cocks, Ginette, 1961-
    Bonjour la vie!
    3e édition
    (Collection Famille)
    Publ. à l'origine dans la coll. : Collection Je.
    Chicoutimi, Québec : Éditions Félix, 1999.
    ISBN 978-2-7640-1810-1

    1. Grossesse – Miscellanées. 2. Accouchement – Miscellanées. I. Titre. II. Collection : Collection Famille (Éditions Quebecor).

RG525.J65 2011   612.6'302   C2011-941517-8

© 2011, Les Éditions Quebecor pour la présente édition
Une compagnie de Quebecor Media
7, chemin Bates
Montréal (Québec) Canada
H2V 4V7

Tous droits réservés

Dépôt légal : 2011
Bibliothèque et Archives nationales du Québec

Pour en savoir davantage sur nos publications, visitez notre site : www.quebecoreditions.com

Éditeur : Jacques Simard
Conception de la couverture : Bernard Langlois
Illustration de la couverture : Istockphoto

Imprimé au Canada

Gouvernement du Québec – Programme de crédit d'impôt pour l'édition de livres – Gestion SODEC.

L'Éditeur bénéficie du soutien de la Société de développement des entreprises culturelles du Québec pour son programme d'édition.

Nous reconnaissons l'aide financière du gouvernement du Canada par l'entremise du Fonds du livre du Canada pour nos activités d'édition.

DISTRIBUTEURS EXCLUSIFS :

• Pour le Canada et les États-Unis :
MESSAGERIES ADP*
2315, rue de la Province
Longueuil, Québec J4G 1G4
Tél. : (450) 640-1237
Télécopieur : (450) 674-6237
* une division du Groupe Sogides inc., filiale du Groupe Livre Quebecor Média inc.

• Pour la France et les autres pays :
INTERFORUM editis
Immeuble Paryseine, 3, Allée de la Seine
94854 Ivry CEDEX
Tél. : 33 (0) 4 49 59 11 56/91
Télécopieur : 33 (0) 1 49 59 11 33
Service commande France Métropolitaine
Tél. : 33 (0) 2 38 32 71 00
Télécopieur : 33 (0) 2 38 32 71 28
Internet : www.interforum.fr
Service commandes Export – DOM-TOM
Télécopieur : 33 (0) 2 38 32 78 86
Internet : www.interforum.fr
Courriel : cdes-export@interforum.fr

• Pour la Suisse :
INTERFORUM editis SUISSE
Case postale 69 – CH 1701 Fribourg – Suisse
Tél. : 41 (0) 26 460 80 60
Télécopieur : 41 (0) 26 460 80 68
Internet : www.interforumsuisse.ch
Courriel : office@interforumsuisse.ch
Distributeur : OLF S.A.
ZI. 3, Corminboeuf
Case postale 1061 – CH 1701 Fribourg – Suisse
Commandes : Tél. : 41 (0) 26 467 53 33
Télécopieur : 41 (0) 26 467 54 66
Internet : www.olf.ch
Courriel : information@olf.ch

• Pour la Belgique et le Luxembourg :
INTERFORUM BENELUX S.A.
Fond Jean-Pâques, 6
B-1348 Louvain-La-Neuve
Tél. : 00 32 10 42 03 20
Télécopieur : 00 32 10 41 20 24

GINETTE JOMPHE COCKS

Bonjour la vie

Journal de grossesse

3e édition

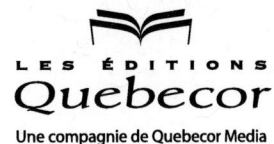

« Écrire la vie est un geste d'amour. »

Félicitations! ♥♥♥

Bonjour la vie!

Bonjour bébé d'amour,

Aujourd'hui, je prends ma plume pour t'écrire quelques mots. J'en profite donc pour te raconter une partie de ma vie, de ta vie, une vie secrète, une vie cachée, celle de la maternité.

Pour papa et pour moi, c'est le début d'une nouvelle étape dans notre vie: celle de devenir parents. C'est un grand bonheur et, en même temps, c'est avec une certaine crainte que nous avançons. Serons-nous à la hauteur? Sache que nous ferons avec beaucoup d'amour tout ce qu'il faut pour que tu sois heureux.

Je voudrais te dire, à travers ces quelques pages, que tu es notre enfant. Même si tu n'as que quelques semaines de ta vie intra-utérine, nous t'aimons déjà beaucoup. Tu pourras le redécouvrir, un jour, en feuilletant ce livre. Tu verras que notre amour grandira avec toi tout au long des années.

Quand tu liras ce journal, tu seras sûrement un futur papa ou une future maman et tu réaliseras, je pense, que l'on ne comprend vraiment ses parents que le jour où l'on devient soi-même parent. On en comprend le sens, la responsabilité et tout l'amour qu'il y a dans le cœur d'un papa, d'une maman, d'un enfant, d'une famille.

Tourne vite ces pages et découvre notre grand secret d'amour, TOI!

Présentation

Devenant future maman pour la première fois en 1985, je voulais tout savoir sur ma vie avant ma naissance. Je questionnais ma mère à propos de ses grossesses, car elle était mère de sept enfants. Comment avait-elle vécu ces périodes? Avait-elle pris beaucoup de poids? Ses mains, ses pieds étaient-ils enflés? Tant de questions arrivaient dans ma tête, mais ma mère ne se souvenait plus, car avec le temps on oublie! Je me trouvais chanceuse d'avoir encore ma mère pour en parler, même si elle ne pouvait répondre à toutes mes questions.

C'est alors que j'ai eu l'idée d'écrire un journal de grossesse. C'est un journal de bord qui contient tout ce que vivent une future maman et un futur papa; une grossesse est tellement différente de semaine en semaine. Rien n'est plus différent d'une grossesse qu'une autre grossesse.

Avoir un enfant est, à mes yeux, une des plus grandes merveilles du monde. C'est un bonheur sans fin qui grandit de jour en jour. À partir de mon vécu, je vous transmets, très modestement, ce bonheur que j'ai eu à porter mes quatre enfants. Je vous invite donc à remplir Bonjour la vie *en y ajoutant votre tendresse, vos amours et vos souvenirs. Vous pouvez même ajouter votre prénom après maman et papa au bas des pages. Laissez aller votre imagination en mettant de la couleur dans les dessins; c'est une façon de personnaliser ce premier contact avec votre bébé.*

Il est à noter que dans les pages qui suivent, j'emploie toujours le masculin, car le mot «bébé» est masculin. Je parle au bébé, et non à la fille ou au garçon, qui est en moi...

Félicitations!

Sommaire

Mon corps s'adapte à toi
- Oui, c'est positif! 14
- L'annonce de ta venue 15
- Mon corps se modifie 16
- Mon tour de taille 17
- Je me sens lasse 18
- Je me sens enthousiaste 19
- Les visites médicales 20
- Je prends note 21
- Tableau comparatif 22
- Je me demande bien 23

On t'imagine déjà
- Grand bonheur! 24
- Il y a des fêtes 25
- La nouvelle de la semaine 26
- Qui se cache dans mon ventre? 27
- C'est magique! 28
- Ça bouge! 29
- Un prénom pour la vie 30
- Course aux trésors... 31
- Les rencontres prénatales 32
- Des documents pour toi 33

Je te présente ta famille
- Moi, ta maman 34
- Ton papa 36
- Notre côté amoureux 38
- Voici ton frère, ta sœur... 40
- Pour toi, de ton frère ou de ta sœur 41
- Tes grands-parents maternels 42
- Tes grands-parents paternels 43
- Un petit mot de tes grands-parents 44
- Message d'un(e) ami(e) 45
- Ta marraine 46
- Ton parrain 47
- Un petit mot de marraine et de parrain 48

Bientôt, tu seras là
- Congé de maternité 49
- La mode d'aujourd'hui 50
- Petites dépenses pour toi 51
- Ton «shower» de bébé 52
- Une chambre pour bercer tes rêves 54
- Quelques mots pour toi 55
- Photos-souvenirs 58
- À noter 59
- Le temps file... 60
- Enfin, c'est l'heure! 61
- J'aimerais te raconter 62
- Et te raconter encore... 63
- Enfin, dans nos bras! 65
- Je prends des notes 66

Oui, c'est positif !

Aujourd'hui, tu existes non seulement dans mon cœur, mais aussi dans mon ventre.

Oui, c'est positif ! _____
                              Date

Depuis _____, nous espérons que le test de grossesse soit positif. Enfin !

J'avais _____ jours de retard sur mes règles.

Ma réaction a été _____
_____
_____
_____
_____

Celle de papa _____
_____
_____
_____
_____
_____

*Nous t'aimons déjà gros comme le monde,
même si tu es gros comme « un petit pois ».*

L'annonce de ta venue

Tu dois sûrement goûter, toi aussi, à la joie que nous ressentons de répandre cette nouvelle à nos parents et à nos amis.

En premier, nous l'avons annoncée à _____

Sa réaction a été _____

Ensuite, nous l'avons dit à

_____   _____
_____   _____
_____   _____
_____   _____
_____   _____

Leur réaction générale a été _____
_____
_____
_____

Note _____
_____
_____
_____
_____

Tout le monde t'envoie plein de bisous.

xxxxx

Mon corps se modifie

Mon corps de femme se modifie peu à peu pour devenir celui d'une mère. Il y a plein de changements à l'intérieur de moi. Je me sens transformée. C'est une drôle de sensation...

Je me sens _____
_____
_____

Aujourd'hui, le _____, à ___ semaines de grossesse.

Je me sens _____
_____
_____

Aujourd'hui, le _____, à ___ semaines de grossesse.

Je me sens _____
_____
_____

Aujourd'hui, le _____, à ___ semaines de grossesse.

Note _____
_____
_____
_____

Mon tour de taille

Pour que tu puisses, un jour, comparer ton ventre (ou celui de ta conjointe) au mien, je mesure mon tour de taille et le tour de ma poitrine.

Tu verras, il n'y a pas que toi qui grossis!

Semaine de grossesse	Tour de taille	Tour de poitrine
_____	_____	_____
_____	_____	_____
_____	_____	_____
_____	_____	_____
_____	_____	_____
_____	_____	_____
_____	_____	_____
_____	_____	_____
_____	_____	_____
_____	_____	_____

Quelques jours avant d'accoucher

Taille: _____

Poitrine: _____

Date: _____

Je me sens lasse

Bonjour, bébé d'amour! C'est maman qui vient frapper à la porte de ton cœur pour partager avec toi ses impressions. Ces temps-ci, je me sens fatiguée, mais j'espère que tu es heureux quand même. Moi, je ne me sens pas encore adaptée à ta présence qui grandit en moi. Un peu comme... un jour de pluie.

Je me sens enthousiaste

Le soleil s'est levé ce matin plus brillant que les autres jours. Mes nausées et autres symptômes de grossesse sont disparus. Je me sens beaucoup mieux. Tu dois ressentir cette joie!

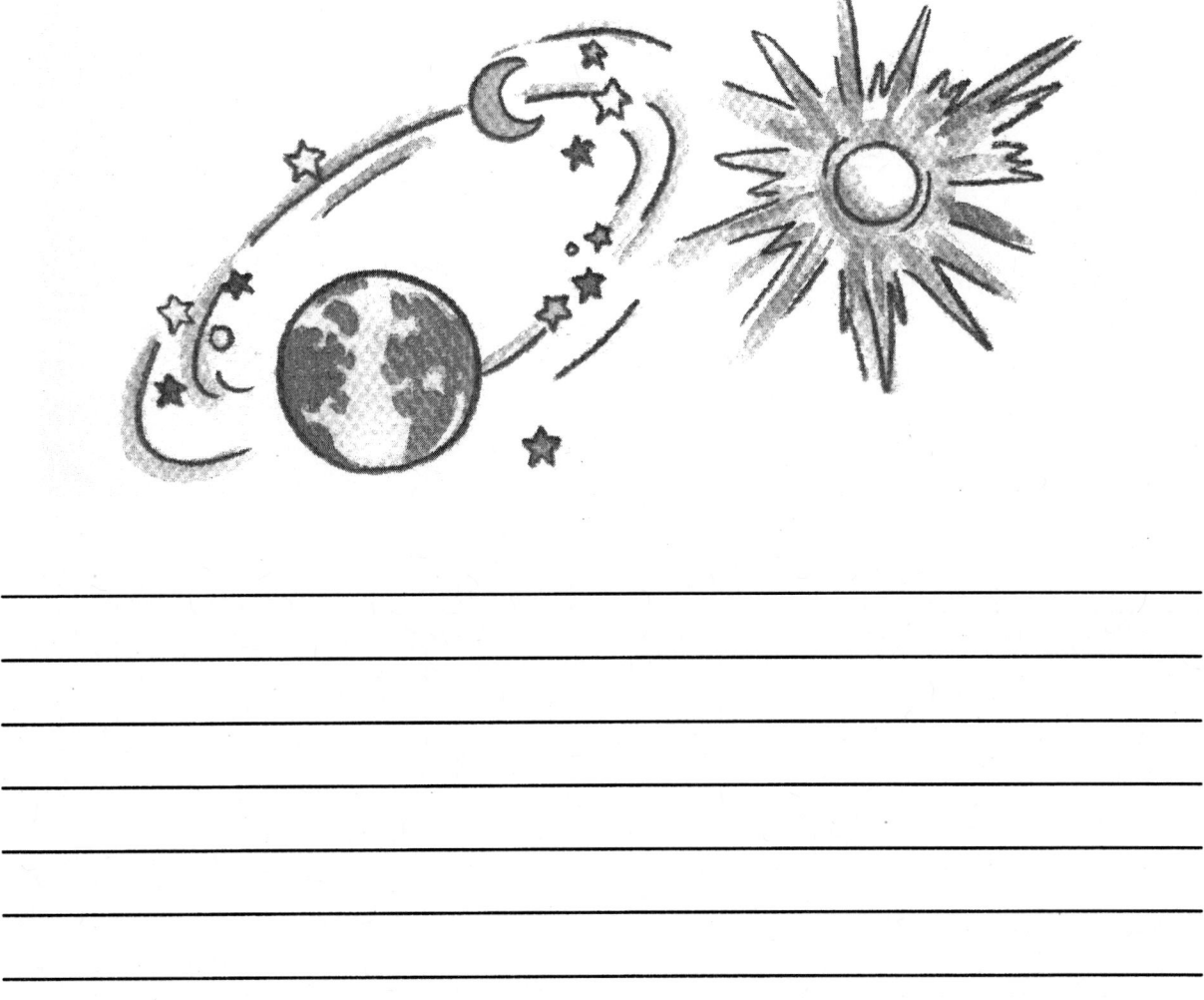

_____
_____
_____
_____
_____
_____
_____
_____
_____
_____

Porter un bébé, c'est inventer l'univers.

Claire G. Duguay

Les visites médicales

Aujourd'hui, c'est notre première visite chez le médecin.

Il (elle) se nomme _____

Son bureau est situé au _____

Il (elle) m'a fait subir un premier examen. Il (elle) m'a dit _____
_____
_____
_____
_____
_____
_____
_____

Nous allons le (la) rencontrer souvent pendant ces neuf mois.
Alors, j'espère qu'il (elle) te plaira…

Mon accouchement est prévu pour le _____

Je prends note

Je prends note des questions que je veux poser à notre médecin. Je veux lui faire part de tous les changements qui se produisent concernant ma santé.

_____
_____
_____
_____
_____
_____
_____
_____
_____
_____
_____
_____
_____

Papa veut partager ses sentiments avec toi…
_____
_____
_____
_____
_____

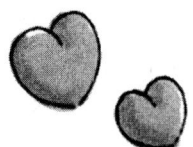

Tableau comparatif

Pour me permettre de mieux comparer les changements qui auront lieu au cours des prochains mois, je te fais un tableau. Après chaque visite médicale, je noterai mon poids, ma hauteur utérine et les battements de ton cœur. Cela sera très plaisant de voir l'évolution de ces neuf mois d'attente.

Semaine de grossesse	Mon poids	Hauteur utérine	Battements de ton cœur
_____	_____	_____	_____
_____	_____	_____	_____
_____	_____	_____	_____
_____	_____	_____	_____
_____	_____	_____	_____
_____	_____	_____	_____
_____	_____	_____	_____
_____	_____	_____	_____
_____	_____	_____	_____
_____	_____	_____	_____
_____	_____	_____	_____
_____	_____	_____	_____
_____	_____	_____	_____
_____	_____	_____	_____

Je me demande bien

Je me demande bien si, dans quelques années, ces petits détails te serviront de références ou de comparaisons. J'aimerais bien que l'on s'en reparle un jour.

Il n'y a pas que mon ventre qui change. Mon soutien-gorge aussi. Au début de ma grossesse, je portais un soutien-gorge de taille _____. À _____ semaines de grossesse, j'en ai acheté un de taille _____. À la fin de ma grossesse, je porte un soutien-gorge de taille _____. Tout cela pour toi, quel changement!

Je commence à mettre de l'huile antivergetures (ou de la crème) sur mon ventre et sur mes seins.
_____
J'ai _____ semaines de grossesse.

J'ai aperçu des vergetures sur mon ventre _____, sur mes seins _____ ou sur mes cuisses _____. Quelle sensation bizarre! _____
_____
Le _____, à ____ semaines de grossesse.

Mes seins ont commencé à couler. J'utilise des compresses d'allaitement. _____
_____
Le _____, à ____ semaines de grossesse.

Le sein ou le biberon? Mon choix est fait: _____
Le _____, à _____ semaines de grossesse.

Grand bonheur!

Nous avons entendu battre ton petit cœur pour la première fois. C'est formidable! Le son rythmé résonne à nos oreilles comme une chanson. C'est merveilleux! Colle-toi fort sur mon cœur; il y a plein d'amour dedans.

Aujourd'hui, le _____, à _____ semaines de grossesse.

J'étais tellement heureuse; mon cœur battait certainement aussi vite que le tien. Celui de papa était rempli d'émotion et ses yeux brillaient de bonheur.

_____
_____
_____
_____
_____
_____
_____

Bonne nuit mon ♥,
à demain!

Maman xx

Il y a des fêtes

En t'attendant, je vis certaines fêtes que j'aimerais te raconter. Mon anniversaire, celui de papa, la fête des Mères, la fête des Pères, Noël, la Saint-Valentin, Pâques, etc.

J'aimerais te décrire ce que nous avons vécu, aujourd'hui, le _____

C'était _____

_____

_____

_____

_____

_____

_____

_____

_____

J'aimerais te décrire ce que nous avons vécu, aujourd'hui, le _____

C'était _____

_____

_____

_____

_____

_____

_____

_____

La nouvelle de la semaine

C'est merveilleux de te regarder nager dans le creux de mon ventre, qui est à toi et à moi en même temps. J'espère que tu y es heureux.

Eh bien, oui! On a vu ton petit corps grâce à l'échographie.

Aujourd'hui, le _____, à _____ semaines de grossesse.

Nous avons très bien vu:

_____
_____
_____
_____
_____
_____

C'est merveilleux! Nos yeux sont remplis d'étoiles brillantes.

_____
_____
_____
_____
_____

Toi, tu nages dans mon ventre; moi, je flotte dans un grand bonheur!

Norma Jomphe

Qui se cache dans mon ventre?

Je me demande bien si tu aimerais me parler de ton «secret», car il n'y a que toi qui sais si nous serons parents d'une fille ou d'un garçon...

Aimes-tu les secrets? Moi, tout ce qui est inconnu m'intrigue.

J'ai _____ semaines de grossesse et, à l'échographie, le médecin m'a demandé si je voulais connaître ton sexe! ❏ Non, tu restes un secret bien gardé.   ❏ Eh oui! Ce n'est plus un secret.

_____
_____
_____
_____
_____
_____
_____

Aujourd'hui, le _____

C'est magique!

C'est difficile à imaginer, un bébé dans mon ventre! C'est comme de la magie. Oui, c'est vraiment magique.

Je pense avoir ressenti cette magie, ce petit mouvement dans le bas de mon ventre. Ce n'est pas facile à identifier. C'est un peu comme une petite vague ou peut-être des bulles d'air qui remontent à la surface. Je ne sais vraiment pas si c'est toi. Je t'en reparle.
Aujourd'hui, le _____, à _____ semaines de grossesse.

J'ai vraiment ressenti un petit coup venant de toi. C'est formidable! Les mots me manquent, écoute mon cœur comme il est heureux. Cette fois-ci, j'en suis certaine, c'est vraiment toi qui bouges!
Aujourd'hui, le _____, à _____ semaines de grossesse.

Après plusieurs mois d'attente, papa a enfin senti lui aussi ta présence. Ce petit mouvement de vague sur mon ventre rond qui déborde d'amour, toi.
Aujourd'hui, le _____, à _____ semaines de grossesse.

Note _____
_____
_____
_____
_____
_____

Grosses caresses d'amour!

Ça bouge!

Papa s'amuse à te faire bouger. Il me donne de gros becs sur le ventre et ça te dérange : tu bouges. C'est beau de vous voir jouer ensemble.
Aujourd'hui, le _____, à _____ semaines de grossesse.

J'ai constaté que tu as le hoquet. Je ressens de petits coups à intervalles réguliers.
Aujourd'hui, le _____, à _____ semaines de grossesse.

Voici comment je vis ces moments magiques _____
_____
_____
_____
_____
_____
_____
_____
_____
_____
_____
_____
_____
_____
_____

Un prénom pour la vie

Nous avons de plus en plus hâte de te voir le bout du nez. Depuis quelque temps, nous essayons d'imaginer ton visage. Ressembleras-tu à papa ou à maman? En attendant, nous cherchons ton prénom. C'est assez difficile de trouver un beau prénom que papa et moi aimons tous les deux et qui te plaira à toi, j'espère!

Aujourd'hui, le _____, à _____ semaines de grossesse.

Les choix de papa sont:
_____
_____
_____
_____

Mes choix sont:
_____
_____
_____
_____

Dès que notre choix sera fait, je promets de t'en parler…

Aujourd'hui, le _____, à _____ semaines de grossesse, nous avons enfin choisi un prénom féminin _____ et un prénom masculin _____

Note _____
_____
_____

Course aux trésors...

Cette page est un peu spéciale, car elle te permettra, un jour, de faire une véritable course aux trésors.

Papa et moi avons fabriqué, pour toi, un coffre aux trésors. Nous avons pris une boîte et nous l'avons recouverte d'un beau papier d'emballage; tu verras comme elle est belle. J'espère qu'elle te plaira, car nous avons mis beaucoup d'amour pour sa construction et, dans son contenu, du bonheur pour toi.

Tu auras sûrement un plaisir fou à découvrir ces précieux souvenirs.

Tu pourras y découvrir mille et un secrets. Je te parle sur une vidéocassette; tu verras comme c'est merveilleux! Peut-être y aura-t-il des poèmes, des cartes de fête, des photos ou encore tous les autres documents te concernant, que j'ai reçus pendant ma grossesse.

En voici la liste:

_____
_____
_____
_____
_____
_____
_____

_____   _____
_____   _____
_____   _____
_____   _____
_____   _____

Les rencontres prénatales

Papa et moi avons décidé d'assister à des rencontres prénatales. Ce sera très intéressant d'entendre parler de toi, des changements que j'aurai à vivre, des choses à faire pour t'aider, toi, et m'aider, moi, à mieux vivre ces neuf mois d'attente.

L'animatrice des rencontres se nomme _____

Nos rencontres ont lieu au _____

Le coût est de _____ dollars pour _____ rencontres.

Notre première rencontre est le _____. J'ai bien hâte, et papa aussi.

J'aimerais te raconter ce qui se passe dans nos rencontres prénatales pour que tu puisses comparer le contenu quand tu vivras une grossesse.

_____
_____
_____
_____

C'est à papa maintenant de te parler de son expérience.

_____
_____
_____
_____
_____

Des documents pour toi

Ici, je colle une grande enveloppe pour que tu puisses prendre connaissance du contenu de nos rencontres, car nous recevons beaucoup de documentation.

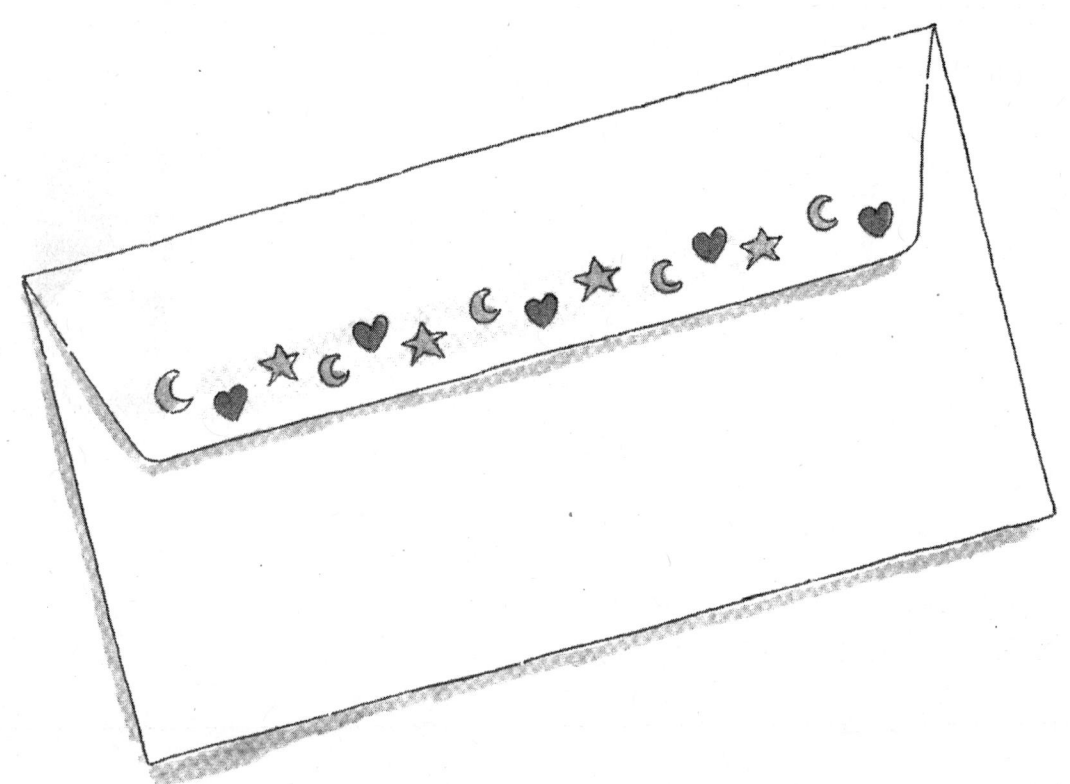

Moi, ta maman

J'espère que tu te sens heureux, blotti bien au chaud au fond de moi. Pour que tu puisses mieux me connaître, je vais te parler un peu de moi.

Je suis née le _____

Je suis âgée de _____

Mon métier est _____

_____

J'aime beaucoup _____

_____

Je n'aime pas du tout _____

_____

Mon passe-temps favori, ma musique préférée, mes lectures et mes sports sont:

_____
_____
_____
_____
_____
_____
_____

Photo de maman
cette année

J'ai le goût de te dire _____
_____
_____
_____
_____
_____
_____

Je t'adore,
Maman xxx

Ton papa

Papa vient à son tour te parler de lui. Je l'aime tellement, de mille et une façons et pour mille et une raisons. Je lui donne un beau bisou venant de toi.

Mon nom est _____

Je suis né le _____

Je suis âgé de _____

Mon métier est _____
_____

J'aime beaucoup _____
_____

Je n'aime pas du tout _____
_____

Mon passe-temps favori, ma musique préférée, mes lectures et mes sports sont :

_____
_____
_____
_____
_____
_____

Quelques mots d'amour : _____

_____

_____

_____

_____

_____

_____

_____

Photo de papa
cette année

Je t'aime,

Notre côté amoureux

Ici, j'aimerais te faire connaître une partie de notre histoire d'amour. Papa et moi avons fait connaissance le _____. Nos fréquentations ont duré _____

Par une belle journée du mois de _____, nous avons décidé de vivre ensemble.

Nous nous sommes mariés le _____

Nous avons choisi l'union libre à partir du _____

Notre première demeure était située au _____
_____

Nous aimerions
avoir une famille de _____ enfant(s).

Notre histoire d'amour _____
_____
_____
_____
_____
_____
_____

Photo de nos
fréquentations

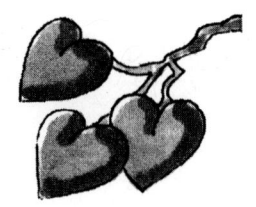

Le nom d'amoureuse que papa me donne est _____

Le nom d'amoureux que je donne à papa est _____

Photo de nous
aujourd'hui

Ton frère, ta sœur...

Dans la vie, posséder une famille est une grande richesse. Avec le temps, elle prend de plus en plus de valeur. C'est avec beaucoup de joie que je te présente la tienne.

Elle se compose de :   Âge   Date de naissance

_____   _____   _____

_____   _____   _____

_____   _____   _____

Si tu entends des petits sons, c'est _____ (ton frère ou ta sœur). Tu trouves ça peut-être dérangeant, mais je suis certaine que tu as bien hâte de placer ton mot, toi aussi. Il (elle) est âgé(e) de _____

Son caractère est _____

_____

Photo du frère ou de la sœur
ou photo des parents

40

Pour toi, de ton frère ou de ta sœur

Ton frère ou ta sœur, chacun dessine, écrit, découpe ou colle un souvenir pour toi.

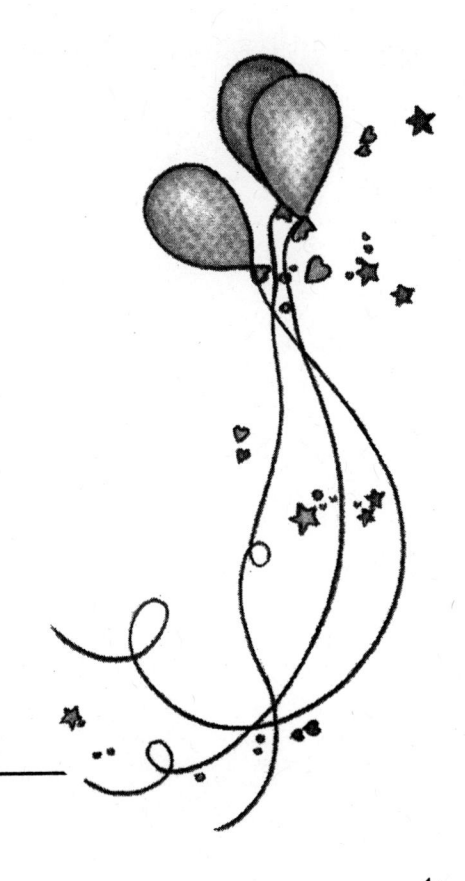

_____
Signature de l'enfant et date

Tes grands-parents maternels

Maintenant que tu nous connais mieux, j'aimerais te présenter mes parents.

Mon papa se nomme _____

Ma maman se nomme _____

Ils se sont mariés le _____

Dans la ville de _____

Ils ont eu _____ enfants.

Le métier de ton grand-papa est _____

Le métier de ta grand-maman est _____

J'aimerais te transmettre dans la vie des valeurs que mes parents m'ont transmises. Les voici :
_____

Photo de mes
parents

42

Tes grands-parents paternels

Photo de mes
parents

Au tour de papa, maintenant, de te parler de ses parents.

Papa se nomme _____

Maman se nomme _____

Ils se sont mariés le _____

Dans la ville de _____

Ils ont eu _____ enfants.

Le métier de mon papa est _____

Le métier de ma maman est _____

Pour moi, mes parents sont _____

_____

Un petit mot de tes grands-parents

Cette page est réservée à tes grands-parents pour leur permettre de te dire des mots d'amour ou des petits secrets.

Grands-parents maternels _____

_____
_____
_____
_____
_____
_____
_____
_____
_____
_____
_____

Grands-parents paternels _____

_____
_____
_____
_____
_____
_____
_____
_____
_____
_____
_____

Message d'un(e) ami(e)

Quelqu'un que j'aime bien vient t'écrire un petit mot. Cette personne a été présente tout au long de ma grossesse.

Je te la présente _____
_____
_____

Un petit mot pour toi _____
_____
_____
_____
_____
_____

Ta marraine

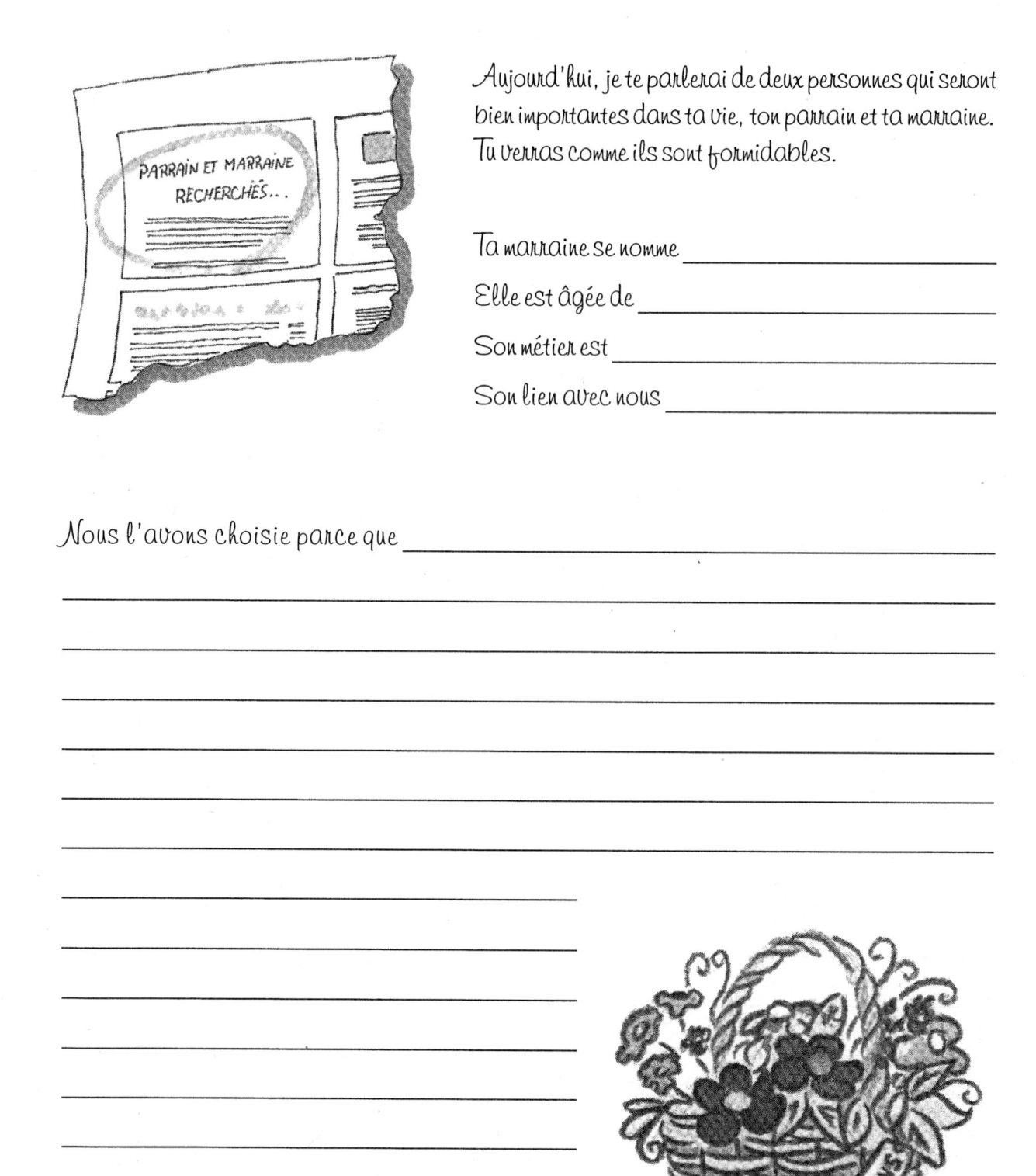

Aujourd'hui, je te parlerai de deux personnes qui seront bien importantes dans ta vie, ton parrain et ta marraine. Tu verras comme ils sont formidables.

Ta marraine se nomme _____

Elle est âgée de _____

Son métier est _____

Son lien avec nous _____

Nous l'avons choisie parce que _____
_____
_____
_____
_____
_____
_____
_____
_____
_____
_____

Ton parrain

Ton parrain se nomme _____

Il est âgé de _____

Son métier est _____

Son lien avec nous _____

Nous l'avons choisi parce que _____

_____
_____
_____
_____
_____
_____
_____
_____
_____
_____
_____
_____
_____
_____
_____
_____

Un mot spécial de marraine et de parrain

Un mot de marraine

_____
_____
_____
_____
_____
_____
_____
_____
_____

Photo de ta
marraine

Photo de ton
parrain

Un mot de parrain

_____
_____
_____
_____
_____
_____
_____
_____
_____

Congé de maternité

Quelle joie d'être en congé, d'avoir du temps pour toi! Mon congé de maternité commence le _____ pour _____ semaines.

Pendant ce temps, je ferai _____
_____
_____
_____
_____
_____
_____

Mon retour au travail est prévu pour le _____
_____
_____

La mode d'aujourd'hui

J'aimerais te présenter la mode d'aujourd'hui. N'est-ce pas que je suis belle dans mes nouveaux vêtements? Papa s'est fait un plaisir de me prendre en photos. Tu verras comme il est charmant, ce papa d'amour...

Photo de moi
dans mes vêtements de maternité
(robe, pyjama, etc.)

Photo de moi
dans mes vêtements de maternité
(robe, pyjama, etc.)

Je me surprends souvent, chemisier levé, à admirer ce beau ventre rond rempli de bonheur et d'amour, TOI.

Ginette Jomphe

Petites dépenses pour toi

J'aimerais que tu compares ces petites dépenses avec celles que tu auras à faire quand viendra ton tour d'être maman ou papa.

En _____
  (année)

Les coûts

Un pantalon de maternité _____ $

Une robe de maternité _____ $

Ton mobilier de chambre _____ $

Notre logement ou notre maison _____ $

Un sac de ____ couches _____ $

Une caisse de ___ boîtes de lait maternisé _____ $

Ton premier pyjama _____ $

_____

_____

_____

Actuellement, les jouets favoris des enfants sont _____

_____

_____

Nouveautés cette année en films, en musique, etc. _____

_____

_____

Ton «shower» de bébé

Tu t'es sûrement demandé ce qui se passe pour que je sois d'aussi belle humeur. Hier, c'était la fête. Des parents et des amis nous ont organisé une petite fête, car, ton papa et moi, nous allons être parents.

J'espère que tu as ressenti toute cette joie manifestée dans un sympathique «shower».

C'était vraiment formidable!

La réception était

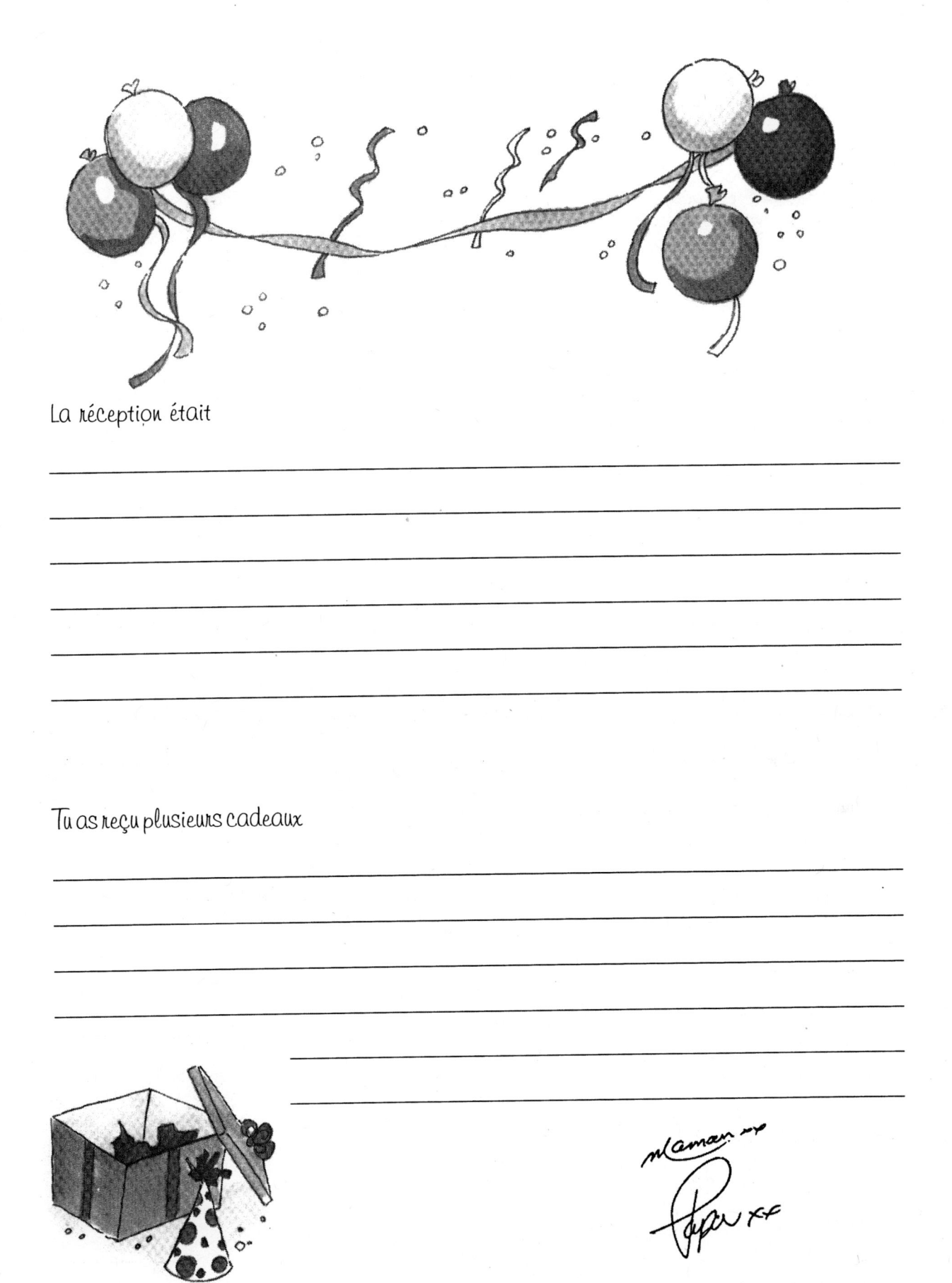

___
___
___
___
___
___
___

Tu as reçu plusieurs cadeaux

___
___
___
___
___
___

Une chambre pour bercer tes rêves

Ton petit nid d'amour est prêt.
Il est situé au _____

Papa et moi avons décoré une chambre pour toi; j'espère qu'elle te plaira. Je te décris le tout (le papier peint, la couleur des murs, le mobilier, etc.) et je placerai même une photo.

Aujourd'hui, le _____,
à ___ semaines de grossesse.

_____
_____
_____
_____
_____
_____
_____
_____
_____

Photo de ta
chambre

Tout est prêt pour t'accueillir:
tes couvertures, tes couches, tes pyjamas, tes toutous, etc.

Aujourd'hui, le _____,
à ___ semaines de grossesse.

Quelques mots pour toi

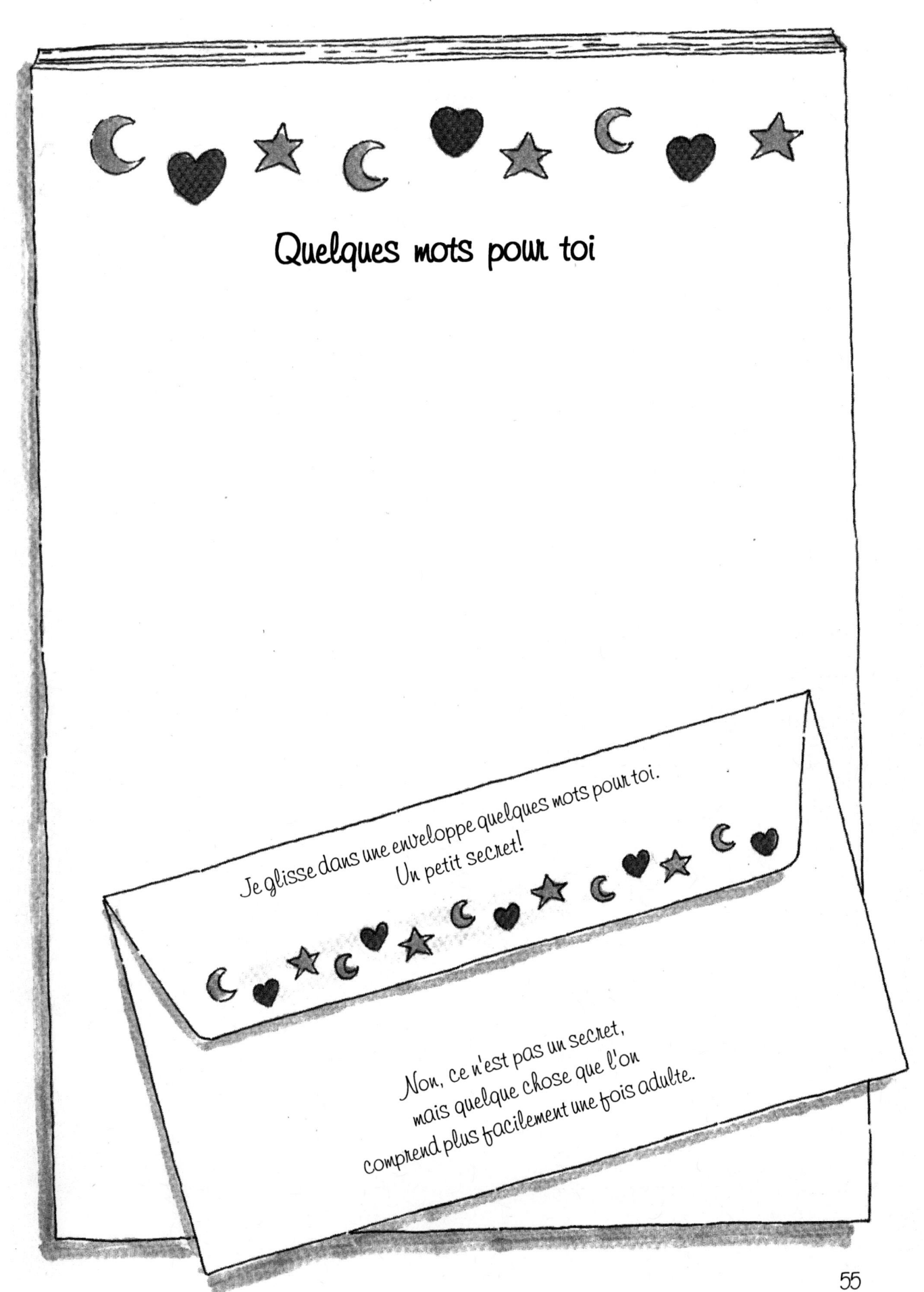

Je glisse dans une enveloppe quelques mots pour toi.
Un petit secret!

Non, ce n'est pas un secret,
mais quelque chose que l'on
comprend plus facilement une fois adulte.

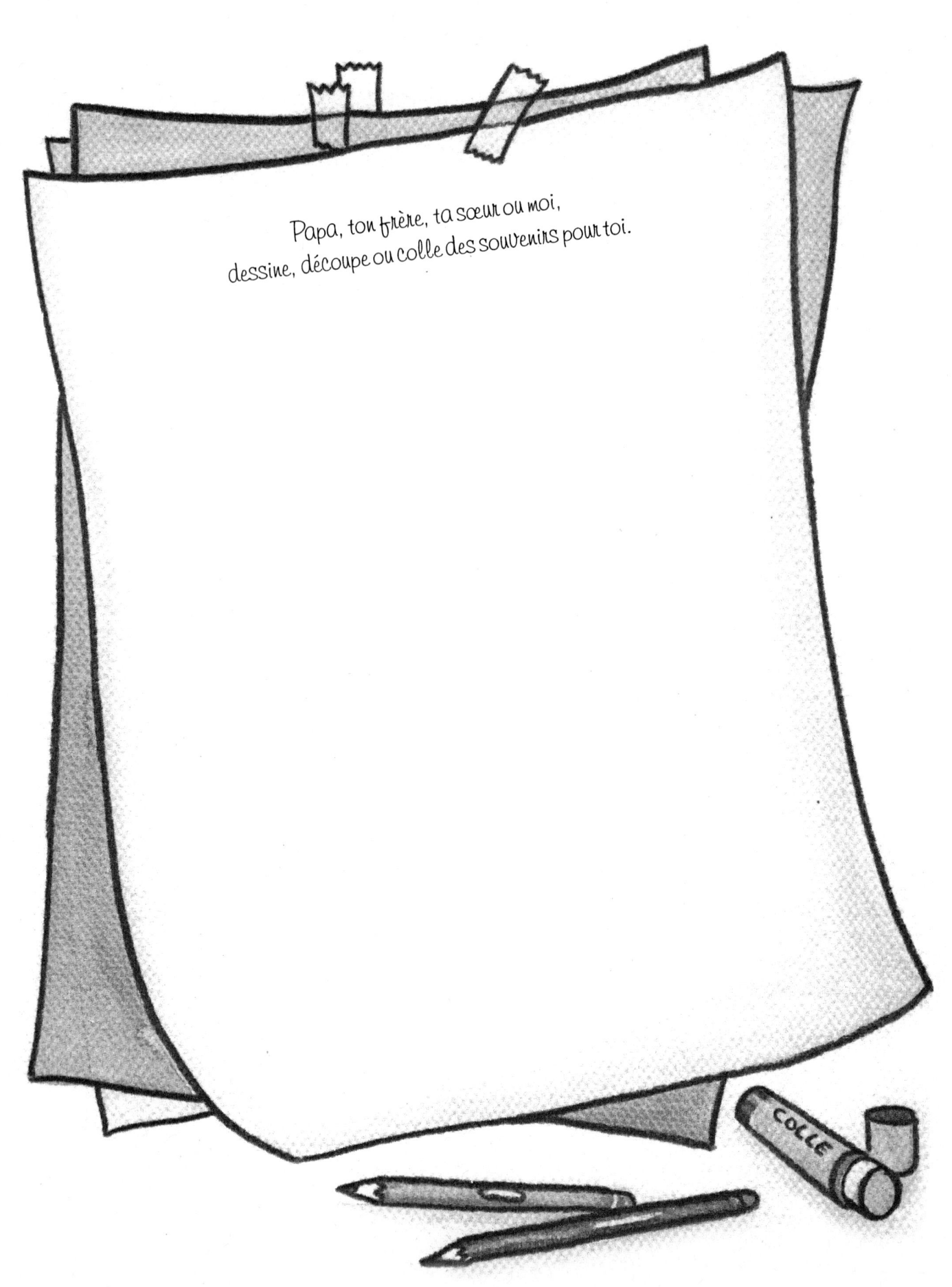

Papa, ton frère, ta sœur ou moi, dessine, découpe ou colle des souvenirs pour toi.

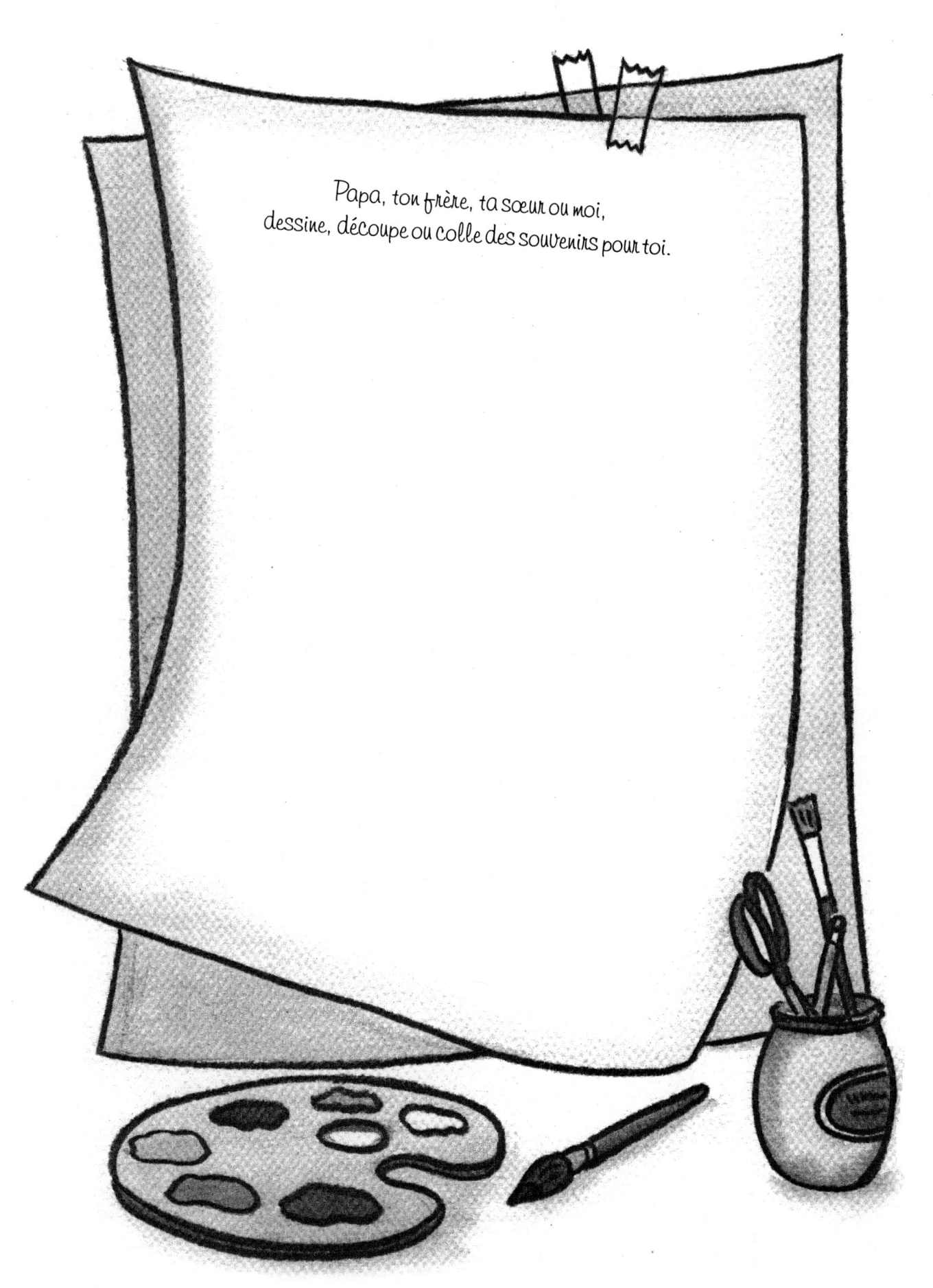

Papa, ton frère, ta sœur ou moi,
dessine, découpe ou colle des souvenirs pour toi.

Photos-souvenirs

Photo de mon
premier mois de grossesse

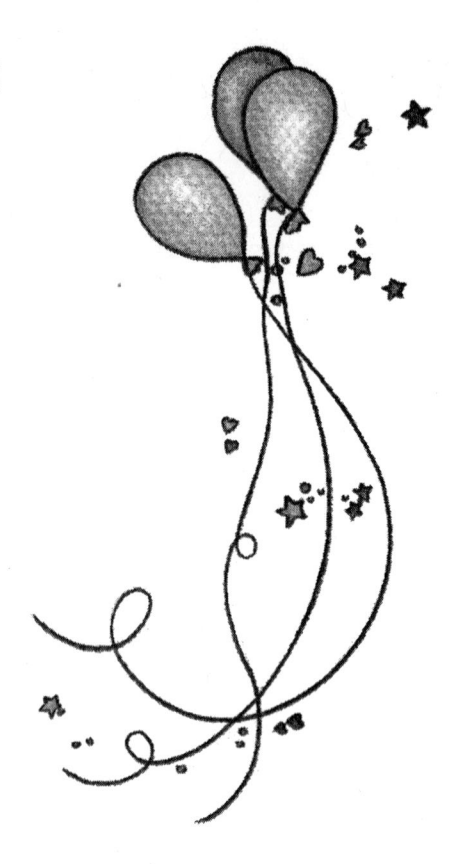

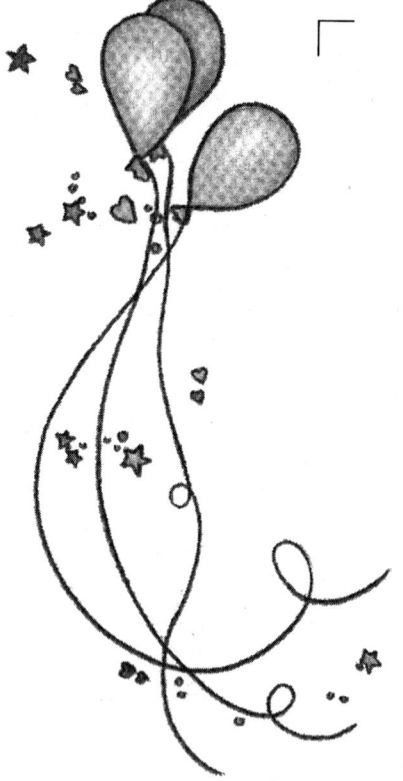

Photo de mon
dernier mois de grossesse

*N'est-ce pas qu'il est beau, mon ventre?
Attends de voir ce qu'il contient... C'est une merveille : **TOI**!*

Ginette Jomphe

À noter

Pour ton arrivée, ton papa et moi avons opté pour _____
                                                (lieu choisi pour t'accueillir)

Parce que _____
_____
_____

À ne pas oublier pour notre départ

_____
_____
_____
_____
_____
_____
_____
_____
_____
_____
_____

Oui, tout est prêt, _____, à ____ semaines de grossesse.

Le temps file...

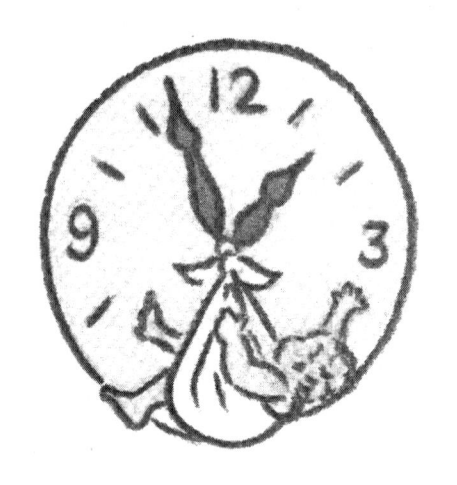

Bonjour, bébé d'amour. J'ai tellement hâte que tu arrives! J'attends, j'attends, je suis impatiente, je compte les jours, les heures, presque les minutes...

J'ai quelques petits signes qui me disent que tu seras là très bientôt.

J'ai des écoulements vaginaux jaunâtres (bouchon muqueux cervical).
Aujourd'hui, le _____, à _____ semaines de grossesse.

Je ressens de « fausses contractions ».
Mon ventre devient dur, _____
_____
_____

Aujourd'hui, le _____, à _____ semaines de grossesse.

Mes mains, mes pieds sont enflés.
_____
_____
_____

J'ai des contractions toutes les _____ minutes. Mais, hélas! plus rien...
Aujourd'hui, le _____, à _____ semaines de grossesse.

Enfin, c'est l'heure!

Les dernières minutes sont arrivées.

Pour moi, c'est l'heure du départ. Pour toi, c'est l'heure de ton arrivée qui approche. Quel mystère! Quelle joie! Quel bonheur! J'ai hâte de te voir, de te toucher, de te sentir, de t'entendre. J'ai hâte de t'observer, d'éclater de joie, de pleurer doucement de fierté, de satisfaction et de soulagement. Tout va bien aller; nous allons être deux à pousser en même temps avec énergie et amour. Papa aussi va pousser, j'en suis certaine...

Notre départ pour la maternité

est le _____, à _____ heures.

Dans ma valise, il y a

_____
_____
_____
_____
_____
_____
_____
_____
_____
_____
_____

J'aimerais te raconter

J'espère que ces quelques lignes t'aideront à imaginer ce moment inexplicable, car lorsqu'il y a beaucoup d'amour, tout se vit tellement mieux; pas toujours sans douleur... mais avec plus de douceur!

Ta venue au monde

___
___
___
___
___
___
___
___
___
___
___
___
___
___
___
___
___
___
___
___

Et te raconter encore...

Maman xx

Et maintenant, au tour de papa de te dire...

Papa xx

Enfin, dans nos bras!

Nous vivons des moments magiques! J'aimerais te parler de tes premières heures et de ta première journée avec nous, juste avant notre retour à la maison.

Je prends des notes

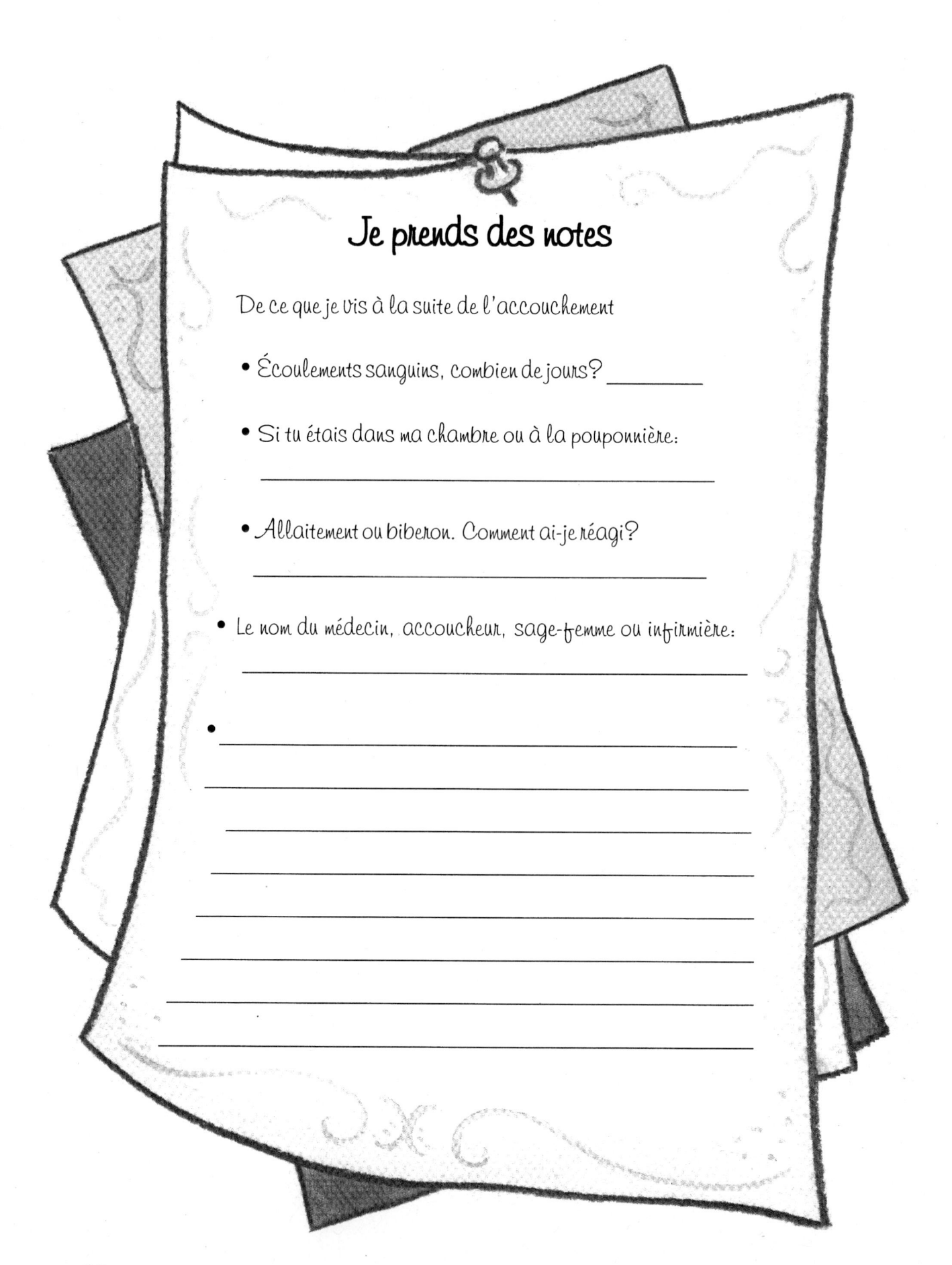

De ce que je vis à la suite de l'accouchement

• Écoulements sanguins, combien de jours? _____

• Si tu étais dans ma chambre ou à la pouponnière :
  _____

• Allaitement ou biberon. Comment ai-je réagi?
  _____

• Le nom du médecin, accoucheur, sage-femme ou infirmière :
  _____

• _____
  _____
  _____
  _____
  _____
  _____
  _____
  _____

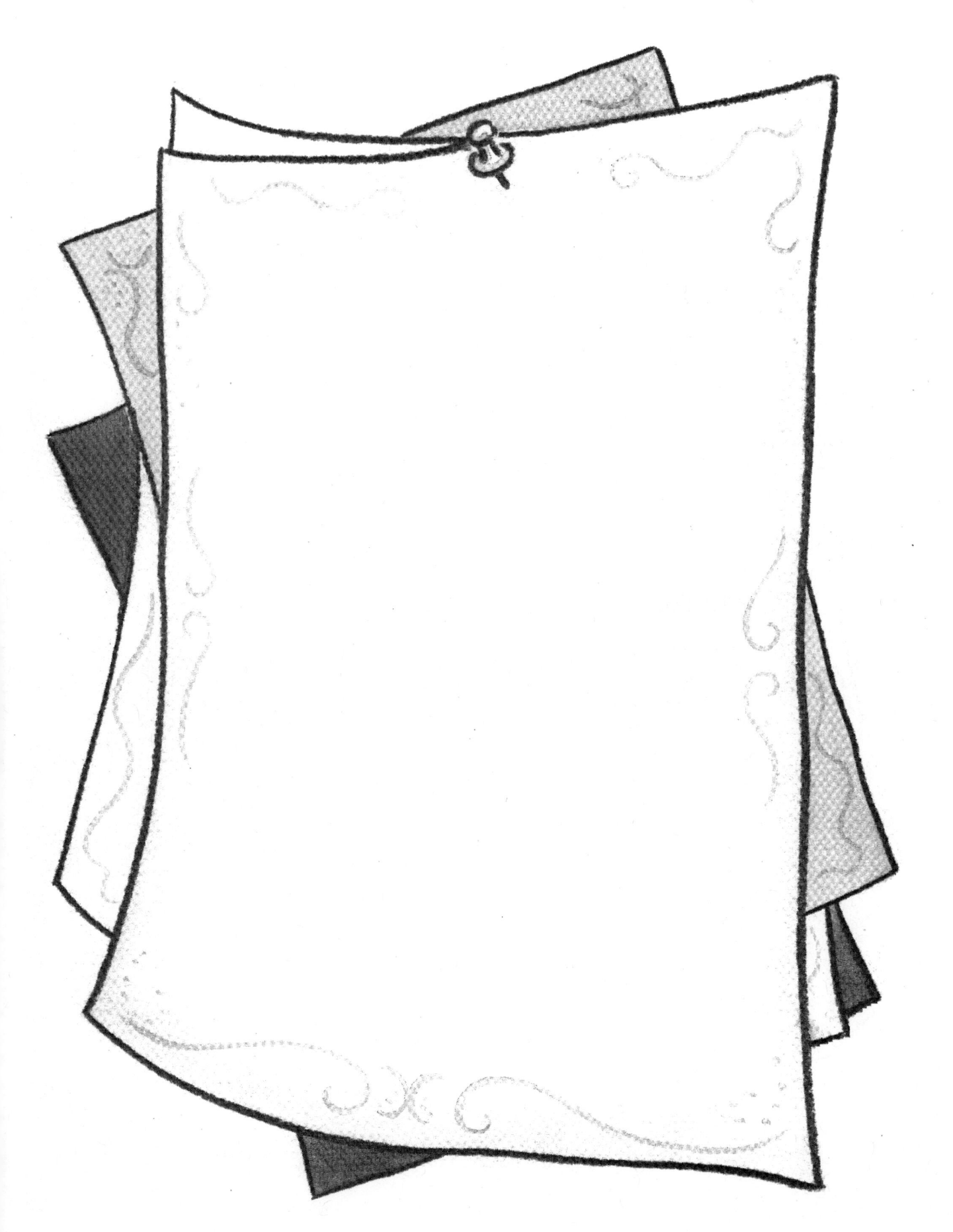

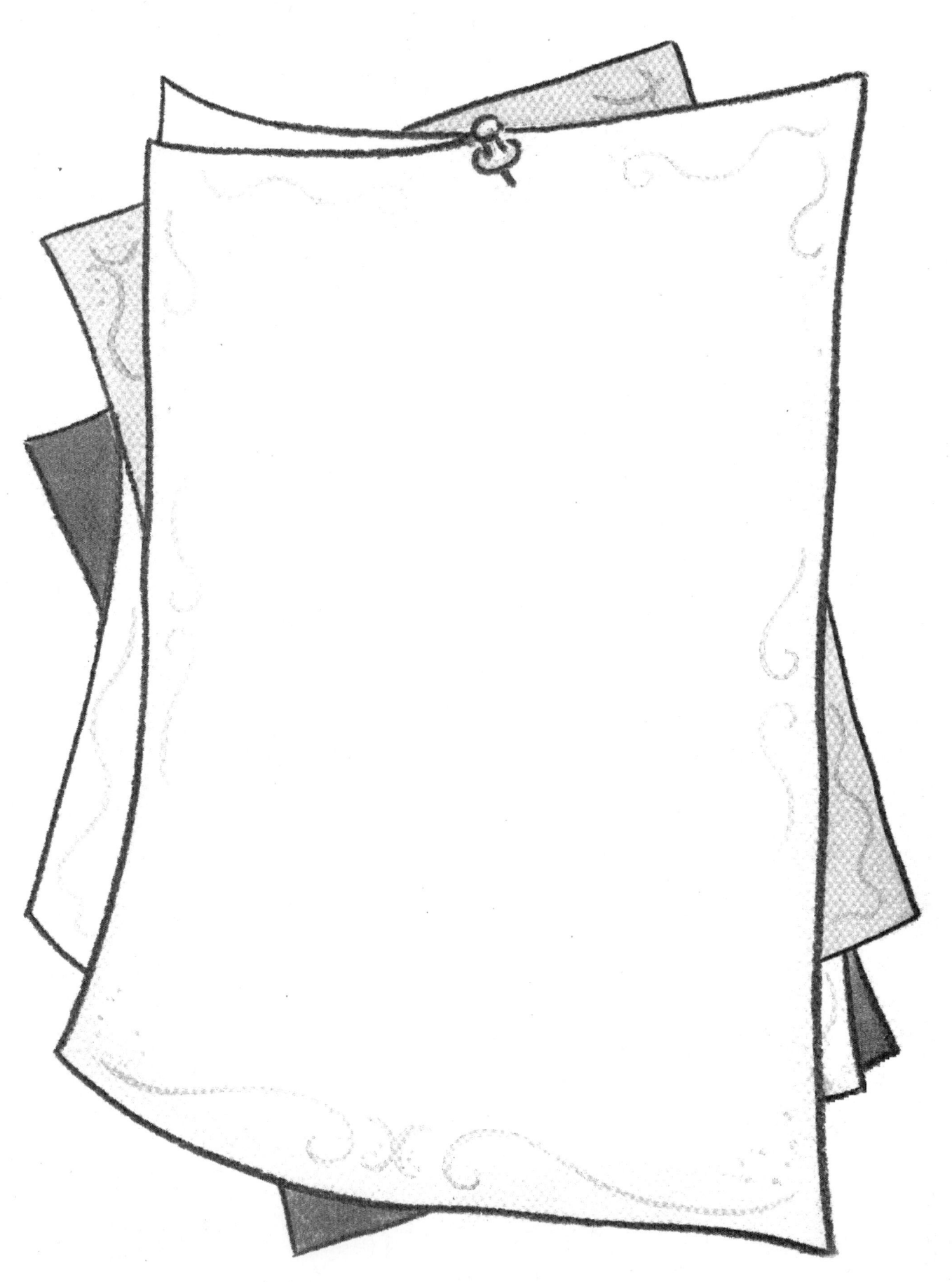

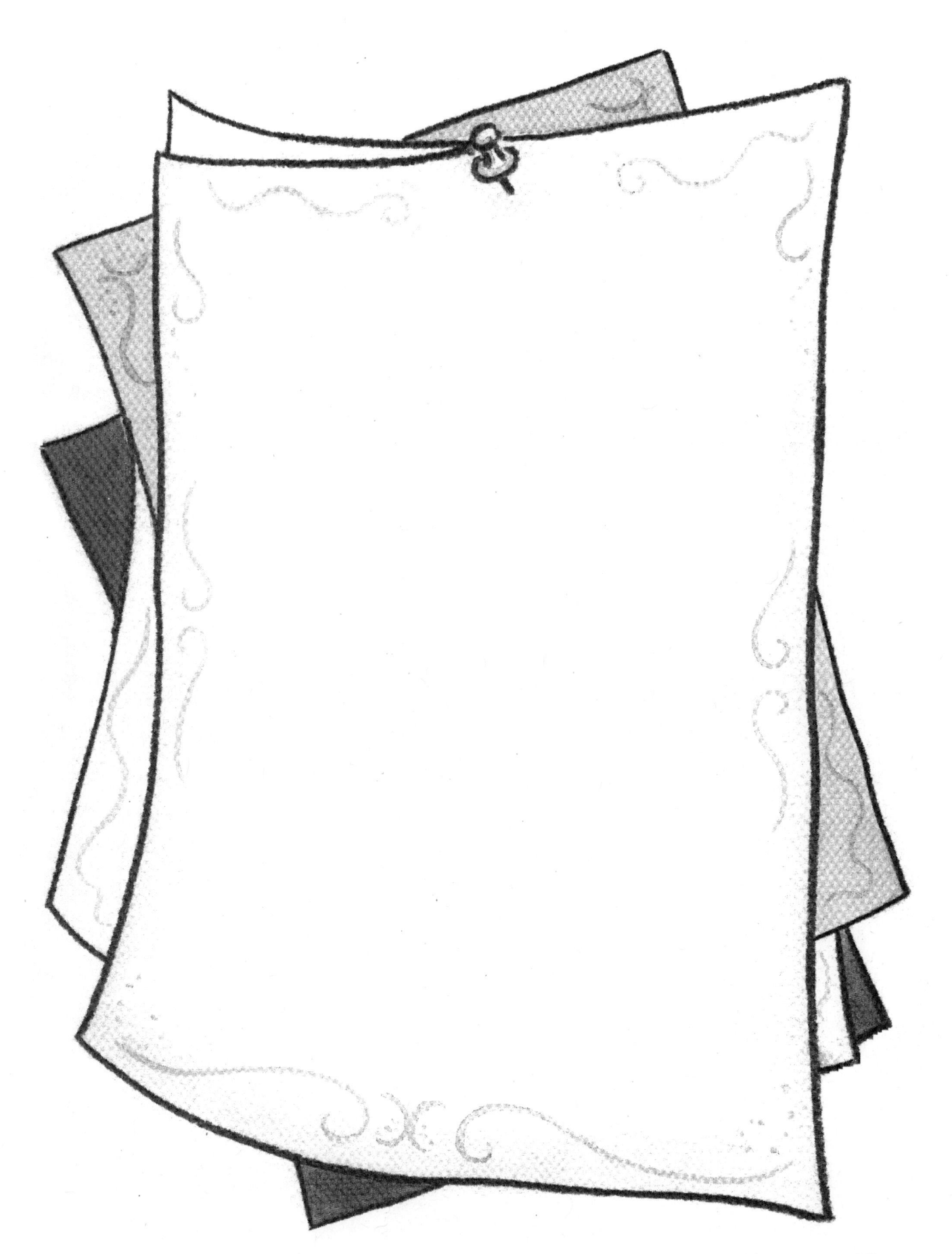

MARQUIS

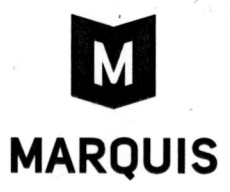

Québec, Canada

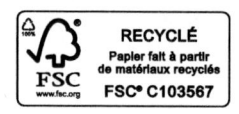

RECYCLÉ
Papier fait à partir de matériaux recyclés
FSC® C103567

Imprimé sur du papier Enviro 100% postconsommation traité sans chlore, accrédité ÉcoLogo et fait à partir de biogaz.